AF330460

DU
TRAITEMENT DES BÈGUES

PAR LA

MÉTHODE-CHERVIN

RAPPORT

ADRESSÉ A M. LE MAIRE DU MANS

PAR UNE COMMISSION OFFICIELLE COMPOSÉE DE

MM. les Drs GARNIER et LIZÉ, *Rapporteur*

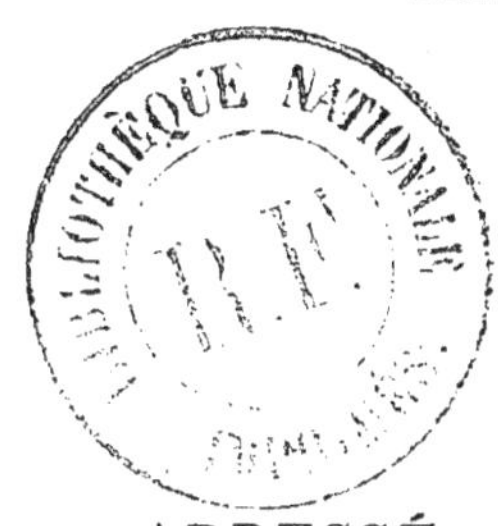

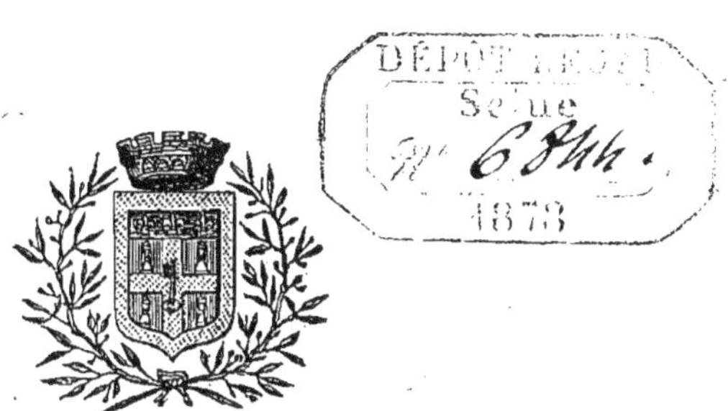

LE MANS

—

1872

A MONSIEUR LE MAIRE DU MANS

Monsieur le Maire,

La mission que vous avez bien voulu nous confier, nous est rendue facile par le vœu déjà émis en 1870, par la *Société d'Agriculture, Sciences et Arts de la Sarthe;* ce vœu adressé au Conseil général, demandait la vulgarisation, dans les écoles primaires, de l'*Enseignement des Bègues*, professé par M. Chervin.

Déjà donc, on s'est occupé au Mans de la *Guérison des Bègues* par *l'Exercice du Langage;* mais on ne s'en est occupé que sur des faits mentionnés; aujourd'hui, Monsieur le Maire, vous nous chargez de constater les faits eux-mêmes, pour en tirer ensuite des déductions pratiques.

Nous nous empressons de répondre à votre demande si opportune.

Les *Cours de Prononciation à l'usage des Bègues,* professés par M. Chervin, ont commencé le 4 novembre et ont duré vingt jours. — Nous les avons visités trois fois : le premier jour du traitement, le cinquième et le vingtième.

Voici les notes prises à la suite de ces visites successives.

Première visite. — La première visite a été consacrée à un examen minutieux des élèves que nous avons tour à tour fait lire, réciter et converser. Ensuite, ces élèves ont été classés en trois catégories, suivant la nature de leur bégaiement, et dans chacune de ces catégories, suivant l'intensité de leur infirmité en allant du moins au plus.

Voici le tableau de ce classement.

ÉLÈVE N° 1, — 16 ANS.		Répétitions ressemblant à l'ânonnement des enfants ; impassibilité à peu près complète des traits du visage.
» **N° 2, — 16 ANS.**		
ÉLÈVE N° 3, — 13 ANS.		Répétitions nombreuses avec convulsions des lèvres, de la langue et souvent de tous les muscles de la face ; spasme de la glotte ; expiration anticipée ; un peu de chorée.
» **N° 4, — 23** »		
» **N° 5, — 22** »		
ÉLÈVE N° 6, — 24 ANS.		Répétitions avec suspension complète de la voix ; efforts prolongés, douloureux ; étranglement, suffocation ; contraction clonique de la face ; raideur tétanique de tous les muscles de la respiration, principalement de ceux du larynx, du pharynx et de la glotte ; angoisse thoracique.
» **N° 7, — 13** »		
» **N° 8, — 15** »		
» **N° 9, — 17** »		

Nous pouvions encore les diviser de la manière suivante :

BÉGAIEMENT	**accidentel.**	Imitation : N°s 1, 2, 3. Total 3	
		Frayeur : N°s 4, 5... » 2	9
	congénital :	N°s 6, 7, 8, 9......... » 4	

La provenance de leur infirmité et l'époque à laquelle cette infirmité s'est montrée, ont donné lieu aux renseignements ci-après :

1° Les n°s 1 et 3 sont devenus bègues, *par imitation* à l'école, en société de condisciples bègues ; le n° 2 en compagnie d'un oncle bègue ; le 1er à 12 ans ; le 2e à 4 ans et le 3e aussi à 4 ans.

2° Les nos 4 et 5 sont devenus bègues à la suite d'une frayeur causée, au premier, par la vue d'une truie furieuse ; au deuxième, par une sorte de mauvaise plaisanterie qui consistait à le soupeser en lui prenant la tête à deux mains. Le 4e avait alors 3 ans, et le 5e, 8 ans.

3° Les nos 6, 7, 8 et 9 ont tous des parents bègues et ont toujours bégayé ; deux circonstances qui nous portent à regarder leur mal comme essentiellement congénital.

Pour compléter ces renseignements, n'oublions pas deux fortes anomalies qui ont été remarquées en établissant notre diagnostic : 1° le n° 7 bégaie particulièrement dans la lecture et dans la récitation, lorsque c'est naturellement le contraire qui arrive toujours ; 2° le n° 9 bégaie en chantant, ce que M. Chervin n'avait encore jamais vu dans sa longue pratique.

Il faut aussi noter que sur 9 élèves, nous en avons 2 qui ont appris à bégayer à l'école dans la fréquentation de condisciples bègues, et qu'il serait urgent de mettre les enfants de nos écoles à l'abri de ce danger.

Enfin, il est encore important de faire remarquer dans nos séries, 4 bégaiements congéniaux et 5 bégaiements accidentels.

Tous les élèves sont du sexe masculin. Une jeune fille s'est présentée à la fin du cours et a été ajournée à l'année prochaine, de même que deux jeunes garçons qui ne savaient pas lire.

2ᵉ Visite. — Notre seconde visite a eu lieu cinq jours après l'ouverture du cours; elle a été pleine de douces émotions. car nous avons retrouvé les élèves parlant tous sans répétitions, sans efforts et sans grimaces; mais parlant lentement, desserrant les dents, remuant les lèvres, nuançant la voix, respirant à propos et accompagnant chaque syllabe d'un geste naturel destiné à contrôler la sortie des syllabes et à tranquilliser ainsi l'esprit.

Nous avons remarqué que tous les élèves attachaient un regard de confiance et de sympathie sur l'honorable M. Chervin, leur maître; qu'ils se soumettaient volontiers à une discipline paternelle. mais rigoureuse et ferme, et exécutaient leurs exercices de langage avec ensemble et précision.

3ᵉ *Visite*. — A la fin du cours, qui dure 20 jours, nous sommes allés revoir une dernière fois les élèves. Nous les avons trouvés lisant et parlant tous facilement, posément, distinctement; lisant et parlant surtout beaucoup mieux que dans certaines écoles où les enfants ne savent guère qu'ânonner et bredouiller. Chez tous, il ne reste pas trace de bégaiement.

Cependant, il y a dans la manière de parler de chacun une distinction à établir, distinction qui tient au plus ou moins d'habileté, ou plus au moins d'instruction de tel ou tel élève ; la voici : les nᵒˢ 5 et 9 ont encore conservé un peu de lenteur, un peu de méthode qui pourront disparaître avec le temps et un travail persévérant; les nᵒˢ 1, 2, 3, 4, 6, 7 et 8 parlent absolument comme tout le monde, — qui parle bien.

N'oublions pas de dire que MM. les docteurs Teilleux et Ripault, conseillers municipaux, assistaient à cette dernière visite, en vertu d'une mission toute spéciale conférée par le Conseil municipal.

Nous avions constaté les succès, et nous allions demander s'ils étaient durables, quand le professeur a présenté trois jeunes gens de notre département, traités l'un, il y a six ans; l'autre il y a 3 ans; enfin le troisième il y a deux ans. — Le premier nous est personnellement connu et a fait campagne comme mobile gradé; le 2ᵉ est entré dans l'état ecclésiastique à la suite de sa guérison; le 3ᵉ est clerc de notaire. Tous ces Messieurs s'expriment avec une grande facilité et parlent de leur professeur avec des sentiments d'estime et de sympathie que nous partageons entièrement.

Cette séance a surtout été remplie par le résumé théorique et pratique que M. Chervin a bien voulu faire de ses leçons, à notre intention, ce dont nous lui sommes très-reconnaissants.

Cette exposition rapide nous a remis en mémoire un article du docteur Guillaume publié dans le *Dictionnaire encyclopédique des sciences médicales* (1868) et qui assimile la méthode tout intellectuelle de M. Chervin à la méthode plutôt mécanique de feu le docteur Colombat. — La justice, cette vertu sociale qui fait rendre à chacun ce qui lui appartient, nous oblige à reconnaître que ces deux méthodes sont complétement différentes. Actuellement nous sommes en mesure de juger la méthode et l'enseignement de **M.** Chervin, enseignement gradué, varié, complet, et éminemment physiologique, psychologique et pratique. Nous disons *Enseignement*, parce qu'en effet le travail de ce professeur est tout un enseignement qui a ses procédés et sa méthode, sa partie rudimentaire et sa syntaxe. — Nous ajouterons que présentement, *c'est le seul véritable enseignement des Bègues! parce qu'il repose sur une méthode essentiellement naturelle et qu'il n'appelle à son aide aucun moyen mécanique.*

On a bien indiqué des procédés dont quelques-uns ont une valeur incontestable, et dont l'honorable M. Chervin a su profiter; mais il y a la même proportion entre un procédé et un enseignement, qu'entre un doigt et la main : le procédé n'est qu'*une* partie du tout.

Énumérons les procédés les plus connus jusqu'à ce jour.

Dupuytren prescrit un langage à peu près semblable aux récitatifs de nos opéras;

Itard place une petite fourchette sous la langue, et conseille l'étude d'un dialecte étranger;

Rullier, *Deleau* et *Magendie* conseillent l'étude des éléments de la parole;

Voisin, notre compatriote, s'occupe en théorie, moins de la langue que des nerfs; mais il conseille encore les cailloux de Démosthènes;

Cormac indique uns profonde inspiration avant de parler, et recommande d'unir les sons entre eux;

Mme *Leigh* conseille l'application du bout de la langue au palais pendant l'acte de la parole;

Malbouche est plus exigeant que Mme Leigh dont il est le concessionnaire; il veut la totalité de la langue au palais;

Hervez de Chégoin a recours à la fourchette d'Itard et à un cercle d'argent qui double intérieurement les arcades dentaires pour les rapprocher de la langue;

Wutzer emploie une petite plaque qui recouvre la concavité de la mâchoire inférieure et qu'il fixe à une dent, comme un râtelier artificiel;

Graves recommande aux bègues d'oublier leur infirmité et de compter leurs syllabes sur leurs doigts;

Achat fait remarquer aux bègues qu'ils ont tort

de respirer par le nez, et leur enseigne la respiration normale;

Serres (d'Alais) fait syllaber brièvement et rapidement les mots en tirant brusquement les bras de son élève, à chaque syllabe difficile. Il invente l'*isochrone*.

Colombat conseille : l'inspiration de Cormac, la position élevée de la langue de Mme Leigh, la rétraction des lèvres de M. Serres, l'étude des lettres de MM. Rullier, Deleau et Magendie. Mais il invente le *relève-langue*, le *bride-lèvres*, les *plaques interdentaires*, le *muthonome*, etc.

Arnott, Müller, Mallec et *Schulthess* proposent d'unir les mots en un seul, par des intonations intercalées jusqu'à épuisement de l'haleine;

Morin tourne la difficulté en conseillant de chanter la consonne rebelle; il conseille aussi l'emploi des boules de caoutchouc introduites dans la bouche entre les joues et les arcades dentaires;

Jourdan et *Becquerel* recommandent de retenir l'air en parlant;

Enfin, *Violette* préconise la gesticulation de M. Serres.

Par cette rapide analyse, dont la plupart des éléments ont été empruntés à l'article *Bégaiement* du *Dictionnaire encyclopédique des sciences médicales* (1868), il est facile de voir qu'il ne s'agit ici que de procédés dont deux ou trois seulement sont accompagnés de quelques pages d'exercices. Aussi n'ont-ils été que rarement employés et encore plus rarement utiles. Ces différents auteurs, presque tous médecins, ont surtout étudié le bégaiement au point de vue de la théorie et des conseils. M. Chervin, lui aussi, est resté dans son rôle, en ne faisant que de l'enseignement pratique et raisonné.

L'arrangement des exercices de langage de ce professeur distingué, a un caractère classique tout spécial qui nous a frappés : cela tient à la pensée qu'a toujours eue l'auteur de vulgariser son enseignement parmi les instituteurs, afin d'arrêter le mal à sa naissance. Cette généreuse pensée lui a porté bonheur : elle lui a été fort utile en ce sens qu'elle l'a forcé à rechercher la clarté, la précision et la simplicité.

A-t-il atteint le but qu'il s'est proposé ? Nous le croyons sincèrement, aussi nous n'hésitons pas à nous associer au vœu émis en 1870 par la *Société d'Agriculture, Sciences et Arts de la Sarthe*, vœu adressé au Conseil général et au Ministre de l'Instruction publique, en faveur de la vulgarisation de la Méthode-Chervin parmi les instituteurs primaires; nous nous y associons *au triple point de vue de la guérison du bégaiement, de la préservation de cette infirmité et de la bonne lecture*, car l'enseignement de M. Chervin n'est pas autre chose que *l'art pratique de bien lire et de bien dire*, art aussi agréable qu'utile, mais hélas! trop oublié dans nos écoles.

Veuillez, Monsieur le Maire, à la fin de cette mission consciencieusement remplie, agréer l'expression de nos sentiments les plus distingués.

Dr AD. LIZÉ,
Rapporteur.

Dr AL. GARNIER.